NOTICE
SUR WOLFACH

(GRAND-DUCHÉ DE BADE),

SA SOURCE FERRUGINEUSE,

SES BAINS

DE DÉCOCTION DE BOURGEONS DE SAPIN,

SES INHALATIONS,

SES DOUCHES DE VAPEURS DE SAPIN

ET SA CURE DE PETIT-LAIT,

PAR

LE Dʳ AIMÉ ROBERT,

Médecin communal et médecin adjoint des prisons civiles de Strasbourg, membre fondateur de la Société de médecine de la même ville, correspondant de la Société de médecine du Haut-Rhin, de la Société de médecine pratique de Paris et de la Société d'émulation du Jura, rédacteur en chef de la Revue d'hydrologie médicale française et étrangère.

STRASBOURG,

IMPRIMERIE DE G. SILBERMANN, PLACE SAINT-THOMAS, 3.
1858.

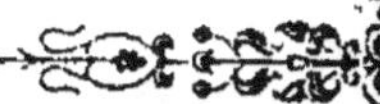

NOTICE
SUR WOLFACH

(GRAND-DUCHÉ DE BADE),

SA SOURCE FERRUGINEUSE,

SES BAINS

DE DÉCOCTION DE BOURGEONS DE SAPIN,

SES INHALATIONS,

SES DOUCHES DE VAPEURS DE SAPIN

ET SA CURE DE PETIT-LAIT,

PAR

LE Dr AIMÉ ROBERT,

Médecin communal et médecin adjoint des prisons civiles de Strasbourg, membre-fondateur de la Société de médecine de la même ville, correspondant de la Société de médecine du Haut-Rhin, de la Société de médecine pratique de Paris et de la Société d'émulation du Jura, rédacteur en chef de la Revue d'hydrologie médicale française et étrangère.

———◆———

STRASBOURG,

IMPRIMERIE DE G. SILBERMANN, PLACE SAINT-THOMAS, 3.

1858.

En publiant cette petite monographie, mon but a été d'appeler l'attention des médecins français sur une méthode de traitement qui est très-usitée en Allemagne depuis quelques années, je veux parler de l'emploi thérapeutique des principes du sapin sous forme de bains et d'inhalations. Je m'estimerai heureux si je suis parvenu à vulgariser un moyen digne de l'attention sérieuse des médecins.

Pour ce travail bien abrégé, nous nous sommes servi de la notice allemande de M. Roys, où nous avons largement puisé, surtout pour les documents historiques et topographiques.

Strasbourg, le 15 mai 1858.

Dr A. ROBERT.

NOTICE

WOLFACH.

VALLÉE DE LA KINTZIG (GRAND-DUCHÉ DE BADE).

CHAPITRE PREMIER.

TOPOGRAPHIE. — CLIMATOLOGIE. — HABITANTS.

La charmante petite ville de Wolfach se trouve située dans la vallée de la Kintzig (duché de Bade), au confluent de cette rivière avec l'impétueuse Wolf ou Wolfach. C'est dans le Wurtemberg, au pied du Schillick-Kopf, à une lieue de Wolfach que la Kintzig prend sa source. De là elle va en se grossissant de plusieurs affluents jusqu'à Kehl, où elle se jette dans le Rhin, après avoir traversé une des plus délicieuses vallées du duché de Bade.

La ville de Wolfach n'est qu'à 875 pieds badois au-dessus du niveau de la mer; elle est entourée de montagnes appartenant à la partie moyenne de la Forêt-Noire, et bien qu'elles soient assez escarpées, leurs côteaux inférieurs n'en sont pas moins très-bien cultivés et très-fertiles. Elle se trouve par cette position abritée des vents du nord et de l'est, ce qui tempère beaucoup les rigueurs de l'hiver.

Par contre, la Kintzig et les nombreux ruisseaux qui sortent en bouillonnant des petites vallées, ne contribuent pas peu à tempérer les chaleurs de l'été. D'un autre côté, les épaisses forêts de sapins retiennent les émanations balsamiques, empêchent l'évaporation trop rapide, et entretiennent par là une douce fraîcheur pendant les chaleurs accablantes de l'été.

Au point de vue hygiénique et même thérapeutique, personne ne met en doute l'action des balsamiques sur le système respiratoire. Aussi le climat de Wolfach est-il des plus salubres; en respirant à pleins poumons cet air embaumé des montagnes, on sent pour ainsi dire la vie circuler plus activement dans tout l'organisme; tous les systèmes sont doucement stimulés et il en résulte un bien-être indicible. Aussi la proportion des décès à Wolfach est-elle très-petite, malgré les rudes travaux de l'abattage et du flottage des bois et de la culture des champs.

Vivant dans des conditions pareilles, se donnant beaucoup d'exercice en plein air, il n'est pas étonnant que les habitants de cette vallée aient formé une race renommée par sa vigueur et sa santé. Ils doivent aussi cette supériorité à leur vie calme, à leur tempérance et à leur propreté. L'assiduité au travail, la persévérance, la loyauté, l'amour de l'ordre des habitants de la Forêt-Noire, tels sont les traits saillants de ces braves montagnards. Voici ce que dit le docteur Bader de leurs avantages physiques (*Badenia*, 2e année) : « Le Tyrolien surpasse « l'homme de la Forêt-Noire par sa taille et sa vi- « gueur ; mais la beauté des femmes ! où trouve-t-on « la pareille ? » Il me semble que l'historien badois se laisse peut-être un peu trop enflammer en parlant de ses compatriotes. Cependant, il faut le dire, les habitants des vallées de la Kintzig, de Wolfach et de Schappach nous ont paru beaucoup mieux que ceux d'autres vallées moins ouvertes et plus encaissées. Il est fâcheux que les costumes de la Forêt-Noire, en général si pittoresques, défigurent complète- ment les femmes les mieux faites ; leur corsage est tellement raccourci qu'elles portent la taille sous les bras ; cette mode n'est ni gracieuse ni hygiénique, et il faudrait être bien belle pour paraître seulement jolie avec un pareil accoutrement.

CHAPITRE II.

HISTORIQUE.

On manque complétement de documents authen- tiques sur la fondation de Wolfach, ses développe- ments et son élévation au rang de ville. Bien que rien ne prouve que cette cité ait existé au temps des Romains, il est pourtant certain qu'ils ont habité cette vallée, car on a découvert des vestiges de voie romaine dans sa partie supérieure. Ce qui vient corroborer cette opinion, c'est qu'on a aussi trouvé près de Wolfach des monnaies romaines datant du règne de Vespasien ; elles sont maintenant entre les mains de M. Burger, avoué.

La situation de Wolfach, à l'embouchure de la Wolf dans la Kintzig, a dû en faire de tout temps le centre obligé du commerce et du flottage des bois qui, déjà du temps des Romains, avait été la principale et peut-être la seule industrie du pays. Il est donc très-probable, comme le dit M. le docteur Mone, directeur des archives, que les bateliers de la Murg et de la Kintzig ont eu pour ancêtres des flotteurs romains. Cette opinion est aussi celle de M. Maximilien de Ring, qui dit, après avoir parlé du camp romain établi à Gengenbach et du château d'Ortenberg placé à l'entrée de la vallée de la Kintzig : « C'était sous la protection de ce camp et de cette « tour forte que dans la vallée même se déployait la « vie active des habitants, auxquels l'exploitation « des forêts et le flottage de leurs bois dans toutes « les villes riveraines du Rhin et jusqu'en Batavie « durent déjà alors fournir un commerce consi- « dérable. »

D'après la tradition populaire, il n'existait primitivement dans ce lieu qu'une seule maison, l'auberge du *Soleil*, qui servait d'entrepôt et à laquelle vint bientôt se joindre une boulangerie. Plus tard, d'autres établissements se formèrent, mais on ne pouvait y loger aucun étranger sans l'autorisation du propriétaire de l'auberge du *Soleil* qui percevait 12 kreutzers. Il y a à peine cent ans que ce privilége a cessé d'exister.

On ne sait si la ville de Wolfach doit son nom à l'ancienne famille des Wolva, qui habitait jadis le château seigneurial situé près de la route d'Oberwolfach et dont il ne reste que quelques ruines ; ou bien si ce nom dérive de la rivière de ce nom.

La famille des Wolfach fut une des plus puissantes de ces contrées ; au onzième siècle, ce nom est déjà mentionné dans l'histoire. Elle s'éteignit vers la fin du treizième siècle dans la personne de Frédéric de Wolfach. Sa fille Adélaïde épousa Frédéric de Furstenberg, et par ce mariage la seigneurie de Wolfach passa à la maison de Furstenberg.

D'après les recherches historiques de M. le professeur Fiekler, les familles de Wolfach et de Hausach eurent une commune origine. Le sire de Wolfach qui se trouve le plus anciennement cité est Frédéric de Wolva, qui figure comme témoin dans un acte de donation faite au profit du monastère de Saint-George, en 1086, et dans un autre acte de cette époque[1]. Les frères Gerhard, Otto et Frédéric de Wolfach, cités dans des documents de 1091 et 1092, étaient très-probablement ses fils. Le dernier de

[1] *Notitia monasterii S. Georgii*, trouvé dans les Archives de Carlsruhe, par le docteur Bader.

ceux-ci, qui figure comme témoin à la fondation d'Ellpirsbach (28 août 1098), était très-probablement le père de Frédéric et de Conrad qui vivaient en 1148. Enfin, Frédéric de Wolfach désigné dans un acte de vente passé entre le comte Hermann de Sultz et le prieur Werner de Ripöldsau, en 1273, est le dernier rejeton de cette famille, et avec lui s'éteignit la branche mâle des Wolfach (1273).

Wolfach était déjà cité comme une villa dans un acte de 1148, et qualifié de ville dans le document le plus ancien qui existe dans les archives de la ville et qui est daté de 1305. D'après ce document, cette ville avait une constitution à peu près analogue à celle de Fribourg.

A différentes époques, de nombreux incendies lui causèrent des pertes considérables. En 1635 et 1636 la peste et la famine diminuèrent de beaucoup la population. Enfin la guerre de trente ans pesa cruellement aussi sur Wolfach et étendit ses ravages jusque dans les gorges les plus profondes de cette vallée. En 1830, dans la nuit du 8 au 9 février, une débâcle épouvantable occasionna une inondation qui causa des dégâts considérables, entre autres la destruction du pont de la Kintzig, qui venait d'être construit.

Cette partie de la Forêt-Noire est très-riche en mines de plomb, de cuivre et de fer. Elles furent très-probablement déjà exploitées du temps des Romains. Aux quinzième, seizième et dix-septième siècles on essaya de nouveau de tirer parti de ces richesses métallurgiques. Une nouvelle tentative de ce genre fut faite vers le milieu du dix-huitième siècle, et l'exploitation des plus importantes de ces mines fut reprise et abandonnée de nouveau.

Dans ces derniers temps une société d'actionnaires loua au prince de Furstenberg les soixante mines de la Kintzig et entreprit de nouveaux travaux. Trois de ces mines seulement sont exploitées. La direction générale de cette exploitation avait son siége à Wolfach, sous la dépendance de la maison de Furstenberg; il y a peu de temps qu'elle en a été enlevée.

Le commerce de bois à Wolfach est dans un état très-prospère, ce sont surtout des bois de haute futaie qui sont les plus recherchés dans cette contrée. Ils sont flottés par la Kintzig jusqu'à Kehl et de là envoyés en Hollande par le Rhin ou à Paris par Strasbourg.

Par convention conclue entre les maisons souveraines de Wurtemberg et de Furstenberg, le monopole du flottage avait été accordé à une compagnie formée de quarante membres; elle fonctionna jusqu'en 1849, époque à laquelle elle se déclara en faillite. En 1854 il se forma une nouvelle société, et depuis cette époque la prospérité de cette entreprise a toujours été en augmentant. Aujourd'hui le chiffre annuel des affaires du flottage s'élève à la somme de 3,625,000 florins. Devant de pareils résultats, cette vallée, si riche et si industrieuse, est bien en droit d'espérer un embranchement de chemin de fer qui reliera Wolfach avec la grande ligne badoise.

Les eaux minérales de Wolfach sont connues depuis plusieurs siècles. En 1834 on découvrit non loin des ruines du château de Wolfach, dans un endroit appelé *Burggraben*, une source sulfureuse qui ne fut point captée, et l'établissement qu'on avait construit dans le but de l'exploiter, n'existe plus.

Depuis l'extinction de la famille des Wolfach, les comtes de Furstenberg, qui leur succédèrent, tinrent plusieurs fois leur cour au château seigneurial qui servit souvent de douaire à leurs veuves.

Le 12 juillet 1806, en vertu de l'acte constitutif de la confédération germanique, la Principauté de Furstenberg fut, à l'exception de quelques villages, réunie au grand-duché de Bade. Les princes de Furstenberg conservèrent cependant quelques droits, entre autres l'administration de la justice civile, criminelle et forestière, ainsi que la police locale. Le 24 février 1849, le Prince feu Charles-Egon de Furstenberg y renonça complétement, de sorte que Wolfach se trouve aujourd'hui sous la juridiction complète de son Altesse le grand-duc de Bade.

CHAPITRE III.

ÉTAT ACTUEL DE WOLFACH.

Wolfach est le siége d'un bailliage grand-ducal et la résidence de plusieurs médecins. Il s'étend sur une superficie de quatre milles géographiques carrés et contient douze communes. La ville compte 1439 habitants, dont 1396 catholiques et 43 réformés.

Le château seigneurial de Furstenberg se trouve vers le quartier ouest de la ville, construit presque entièrement à neuf à la suite de nombreux incendies. Il est occupé par les employés du bailliage.

L'Hôtel-de-Ville, situé presque au centre de la ville, date de 1564 et a été construit sous le comte Frédéric de Furstenberg. On remarque au côté est, sur la rive droite de la Kintzig, l'église catholique paroissiale construite en 1479; elle a souvent servi de sépulture aux seigneurs de Wolfach.

Hôtels et logements. Wolfach possède plusieurs hôtels et auberges très-bien organisés, surtout pour une aussi petite ville. Le service est très-convenable et les personnes riches peuvent y trouver le comfortable auquel elles sont habituées, comme aussi les fortunes modestes peuvent y vivre parfaitement à des prix très-modérés.

Prix. En général, le prix du dîner à table d'hôte varie de 20 à 48 kreutzers, c'est-à-dire de 75 cent. à

1 fr. 50 c. On peut aussi dîner à la carte, et beaucoup de personnes logées en ville font venir leurs repas de l'hôtel. Le prix des logements est en raison du nombre d'appartements et du comfortable : dans tous les hôtels il varie de 18 kreutzers à 1 florin, c'est-à-dire de 60 cent. à 2 fr. 15 c.

On trouve aussi à se loger dans beaucoup de maisons particulières, et dans ce cas la plupart des propriétaires fournissent la pension aux personnes logées chez eux, si elles le désirent.

Parmi les hôtels situés dans la ville même, nous recommandons en première ligne le *Saumon*, ensuite le *Soleil*, la *Couronne* et la *Croix*. Dans le faubourg, ceux de l'*Ange*, de l'*Aigle*, de la *Cour de Zæhringen*, du *Bœuf* et de la *Fortune*.

NOTA. L'administration se charge de retenir des logements aux personnes qui lui en adressent la demande. De fréquents marchés et de nombreuses foires rendent les approvisionnements faciles.

Le service médical est assuré par MM. les docteurs Seeger, Walz et Hermann. Il y a aussi une très-bonne pharmacie.

CHAPITRE IV.

On ne connaît pas l'origine de l'établissement des bains minéraux de Wolfach ; on sait seulement qu'il date de plusieurs siècles. Ces bains sont déjà cités au seizième siècle, mais leur nom est différemment écrit dans les documents qui en font mention. Ils sont connus dans la vallée sous le nom de *Funckenbad*.

Malgré le voisinage des bains si renommés du Kniebis, les eaux salino-ferrugineuses de Wolfach n'attiraient pas moins un grand nombre de malades venant surtout des environs; ce chiffre s'élevait quelquefois à plusieurs centaines par saison, et cet état de prospérité aurait certainement été en augmentant si on avait imprimé une bonne direction à cet établissement et cherché à le vulgariser un peu en dehors du pays même. Le mauvais état de l'établissement des bains, joint à une mauvaise administration, réduisit bientôt le chiffre des baigneurs à 150 puis à 100. Ce fut à cette époque que l'établissement passa entre les mains de M. Balthasar Gœringer père, ancien propriétaire de Ripoldsau. L'état de prospérité de ce dernier établissement, son élévation au rang des premiers bains du duché de Baden, sont dus à l'esprit créateur de M. Gœringer. De pareils antécédents sont des gages certains de l'avenir de l'établissement de Wolfach, confié aux mains intelligentes de son nouveau directeur. Nous sommes convaincu que cette ville lui sera redevable de l'ère de prospérité dans laquelle elle va entrer.

Le nouvel établissement de M. Gœringer est construit sur l'emplacement de l'ancien qui a été entièrement démoli. Il est bâti dans un style simple, et l'aménagement intérieur répond parfaitement à son but. Il a été ouvert le 25 mai 1857, et nous verrons plus bas les heureux résultats que M. Gœringer a déjà obtenus. Il est situé dans la partie nord-est du faubourg, sur la pente occidentale d'un côteau pittoresque et entouré de riantes prairies et de jardins. Au rez-de-chaussée se trouve la salle d'attente et huit cabinets de bains avec onze baignoires pour les bains minéraux et deux destinées aux bains de sapins. Il y a en outre une pièce spéciale pour les douches de différentes espèces.

A l'étage supérieur se trouvent deux pièces pour les inhalations de vapeurs balsamiques, le cabinet de consultations du médecin, quelques chambres destinées aux malades qui, d'après leur état maladif, sont obligés de loger dans l'établissement, et enfin le logement du propriétaire.

La source a été nouvellement captée au printemps dernier. En creusant les fondations de la nouvelle maison, on découvrit dans le gneiss une galerie profonde de 22 pieds environ et de laquelle jaillit une source dont la composition était identique à celle de l'ancienne, on les réunit et ce nouveau captage a presque doublé le volume d'eau de la source minérale.

CHAPITRE V.

PROPRIÉTÉS PHYSIQUES ET CHIMIQUES.

L'eau minérale de Wolfach jaillit du gneiss; elle

est de la plus grande limpidité, elle est froide, sa saveur est légèrement atramentaire.

M. K. Spuler entreprit l'année dernière l'analyse chimique de cette source, sous la direction de M. le docteur de Babo, professeur à l'université de Fribourg en Brisgau. Voici les résultats sommaires de ce travail :

L'eau de Wolfach contient de l'acide silicique, de l'alumine, des carbonates de fer et de chaux, du chlorure de chaux, du carbonate de magnésie et des sulfates de soude et de potasse.

D'après le résumé que nous venons de donner, l'eau de Wolfach peut être classée parmi les eaux ferrugineuses non gazeuses (*Eisen-Wasser*), comme les appellent les Allemands pour les distinguer des eaux ferrugineuses gazeuses (*Sauer-Wasser*) eaux acidules. Outre les carbonates de fer, de chaux et de magnésie, elle contient encore des sulfates de soude et de potasse, ce qui nous fait supposer que, prise à haute dose, cette eau doit être légèrement laxative.

Indications et contre-indications de l'eau minérale.

Cette eau, comme toutes les eaux ferrugineuses, est spécialement indiquée dans les maladies dépendant d'un appauvrissement du sang, dans la chlorose, l'anémie, dans les convalescences de fièvres graves, lorsque les organes digestifs sont en état de la supporter. On l'emploie aussi avec succès dans le pays coutre les suppressions du flux menstruel, contre l'hystérie, l'hypochondrie et contre quelques affections cutanées et rhumatismales.

Cette eau se boit le matin à jeun, à la dose de quelques verres; les personnes qui ont l'estomac irritable ou qui supportent difficilement les boissons froides la boivent coupée avec du lait chaud. Il est essentiel de prendre un peu d'exercice en la buvant pour opérer une réaction nécessaire.

L'eau ferrugineuse de Funckenbad est contre-indiquée chez les personnes pléthoriques prédisposées aux congestions ou aux hémorrhagies actives, chez celles qui ont une sensibilité très-grande de l'estomac, enfin, dans tous les cas où il y a excitation du pouls.

CHAPITRE VI.

BAINS DE DÉCOCTION DE POINTES DE SAPIN. — PRÉPARATIONS DIVERSES TIRÉES DU SAPIN.

Outre les bains ferrugineux, on administre à Wolfach des bains de décoction de pointes de sapin, des inhalations et des douches de vapeurs de sapin. C'est cette méthode de traitement qui donne à l'établissement de Wolfach le plus d'importance. Ce puissant auxiliaire des eaux minérales étant encore très-peu connu en France, nous allons entrer dans quelques détails à ce sujet :

1. Le liquide employé pour les bains est extrait des bourgeons frais de sapin à l'aide d'un appareil à

vapeur. On se sert de préférence des pointes de sapin, parce qu'elles sont plus longues, qu'elles ne contiennent pas de tannin et qu'elles sont plus riches en huile volatile que celles de pin.

La liqueur ainsi obtenue par la distillation est d'une odeur aromatique, d'un vert foncé tirant sur le brun, tandis que celle provenant du pin est rouge brunâtre, d'une odeur également aromatique et beaucoup moins active que la précédente.

D'après l'analyse faite par M. Spörel, 100 parties d'aiguilles fraîches de sapin contiennent :

Huile éthérée	0,493
Résine	2,539
Chlorophylle	4,913
Albumine	0,368
Substance gélatiniforme (analogue à la pectine). .	7,932
Matière extractive renfermant (outre acide malique).	5,456
Chaux, potasse, magnésie, manganèse, fer combiné avec acides phosphorique, sulfurique et divers acides organiques.	1,432
Parties ligneuses (cellulose)	27,776
Acide formique	traces.
Eau et perte	49,090
Total.	100

Cette préparation n'est pas seulement employée à l'établissement de Wolfach, mais on l'expédie dans plusieurs bains et dans beaucoup de localités où elle est prescrite journellement par les médecins, dans différentes affections. Le pot badois (1 litre et 1/2 environ) de cette décoction se vend 5 kreutzers (15 à 18 centimes).

2. *Huile.* L'huile éthérée de sapin s'emploie pure ou mélangée avec parties égales d'alcool. On la recommande surtout en frictions dans les rhumatismes chroniques, les douleurs névralgiques, et dans les paralysies incomplètes des extrémités. Il paraîtrait que quelques gouttes introduites dans le conduit auditif calment les douleurs névralgiques de cet organe; il en serait de même dans les névralgies dentaires, lorsqu'on introduit dans la dent cariée quelques gouttes de cette huile sur du coton. On l'emploie aussi à l'intérieur, à la dose de 10 à 15 gouttes étendues d'eau, dans l'helmintiasis, quelques névroses gastriques et pulmonaires; dans ce dernier cas, comme stimulant du système nerveux de cet organe.

3. *Extrait.* Cette préparation doit avoir un poids spécifique de 1,25, afin qu'avec 60 grammes on puisse préparer un bain balsamique assez concentré. On prépare les bains en dissolvant cet extrait dans quelques litres d'eau chaude qu'on mélange ensuite avec celle du bain.

4. *Essence.* Cette huile essentielle sert à concentrer la décoction ou l'extrait employés en lotions ou en frictions sur les parties malades à la sortie du bain.

5. *Savon.* On prépare aussi un savon qui contient

tous les principes actifs du sapin, et qui est employé dans les mêmes cas que l'extrait et l'essence; on s'en sert autant comme prophylactique et comme hygiénique, que comme agent thérapeutique. On l'emploie en solution dans le bain, ou en frictions avec un morceau de flanelle. L'emploi de ce savon est très-efficace dans quelques cas de douleurs névralgiques, il agit dans ce cas autant par l'irritation légère qu'il produit à la peau que par le massage.

6. *Waldwoll*, laine forestière (il nous est difficile de traduire ce mot). Cette substance est le résultat de différentes préparations à l'aide desquelles on sépare complétement les fibres élastiques intérieures des pointes de sapin des parties ligneuses extérieures. On obtient ainsi une sorte de laine qui ressemble assez au crin végétal. Ce produit est excessivement flexible, on le file et on en fait de la flanelle, des chaussettes, et différents tissus très-soyeux qui exhalent l'odeur du sapin. On fabrique aussi avec ce produit une ouate qui paraît jouir de certaines propriétés dolorifuges. Enfin, on a mis à profit l'odeur aromatique de cette laine forestière en l'employant dans la confection des matelas, des canapés et d'autres pièces de literie; l'odeur du sapin met ces meubles complétement à l'abri des insectes.

Nous pensons que cette espèce de crin végétal pourrait être employé avec un grand succès pour le couchage des enfants scrofuleux ou débiles. Qui n'a déjà expérimenté l'action tonique puissante du foin, sur lequel on fait coucher quelques enfants délicats?

CHAPITRE VII.

BAINS BALSAMIQUES. — ACTION PHYSIOLOGIQUE. — EMPLOI THÉRAPEUTIQUE. — INDICATIONS ET CONTRE-INDICATIONS. — MODE D'ADMINISTRATION.

Les bains balsamiques de sapin sont depuis long-temps employés spécialement contre le rachitisme, les scrofules, ainsi que dans plusieurs autres affections dont nous parlerons plus tard.

Plusieurs praticiens distingués se sont occupés de l'action physiologique de ces bains et ont indiqué les affections contre lesquelles ils doivent être employés de préférence, ainsi que leur mode d'administration. M. le docteur Ebert, de Weimar (1853), dans son ouvrage sur les bains balsamiques, apprécie ainsi leur action :

« Lorsque la dose du liquide balsamique est pro- « portionnée à la constitution du malade, et que sa « température est modérée, l'action première de ces « bains est stimulante, excitante et vivifiante. La « peau devient sensiblement plus chaude, comme « tuméfiée, et plus douce au toucher. Après quel- « ques bains on éprouve déjà une démangeaison et « un picotement qui se changent quelquefois en cha- « leur mordicante, et il n'est pas rare de voir un « érythème général se développer, surtout chez les « personnes dont le système cutané est très-sensible.

« Les éruptions papuleuses ou vésiculeuses qui se
« montrent sur le dos et le ventre, sont le plus sou-
« vent sans influence sur le traitement, mais elles
« constituent quelquefois une véritable crise. L'ac-
« tion directe du bain sur la peau produit une trans-
« piration abondante qui se prolonge après le bain,
« quand on a la précaution de se couvrir chaude-
« ment. Les nerfs cutanés sont fortifiés, leur sensi-
« bilité modifiée les rend plus impressionnables aux
« influences atmosphériques. Le système circulatoire
« ne tarde pas à être influencé à son tour; l'action
« du cœur est modérément augmentée, le pouls est
« plus fréquent et plus plein, mais cependant pas au
« point de produire de l'agitation ou de l'anxiété.

« L'action de ces bains ne se borne pas aux systèmes
« cutané et circulatoire. L'absorption d'une partie
« assez considérable de leurs principes actifs, leur
« passage dans la masse du sang et des humeurs pro-
« duit une action secondaire marquée surtout dans le
« système végétatif. Un usage prolongé de ces bains
« ramène au type normal l'action des systèmes lym-
« phatique, glandulaire, vasculaire et nerveux. On
« voit les obstructions se dissiper, les glandes indu-
« rées et tuméfiées se ramollir et se résoudre; les
« sécrétions et les excrétions cutanées, celles des
« reins et du canal intestinal augmentent, le système
« absorbant devient plus actif et la circulation du
« sang et des humeurs prend une marche plus régu-
« lière.

« L'assimilation et la nutrition s'en ressentent né-
« cessairement, ainsi que la chylification et l'héma-
« tose. On voit alors disparaître l'irritabilité morbide
« du système nerveux et faire place à une disposi-
« tion calme et douce de l'esprit. Le teint devient
« plus vif, les mouvements plus faciles et le sommeil
« plus réparateur. Après un court séjour on voit les
« malades éprouver déjà un sentiment de bien-être,
« de santé, qui leur fait presque désirer avec passion
« le retour de la saison prochaine. Par contre, quand
« le corps est en quelque sorte saturé des prin-
« cipes balsamiques des bains, il se déclare une sorte
« de répugnance contre leur usage dont la prolon-
« gation dans ces cas cause même du malaise. Il
« n'est pas rare non plus, au commencement du
« traitement, de remarquer de l'abattement moral,
« de la fatigue musculaire, un sentiment de courba-
« ture, de la douleur dans les parties siége du
« mal; dans ce cas, elles se tuméfient et deviennent
« rouges. Mais tous ces symptômes ne tardent pas
« à se dissiper, et ils font même augurer un bon
« résultat. Il est à remarquer aussi que les vieillards
« se trouvent fort bien de ces bains, alors même
« qu'ils ne sont atteints d'aucune des maladies où
« leur emploi est indiqué, et nous pouvons affirmer
« que les convalescents n'y viennent pas chercher
« en vain le retour de leurs forces. »

Les bains balsamiques sont employés avec succès
dans un grand nombre de maladies chroniques contre

lesquelles les autres traitements échouent ordinairement. Ils sont principalement indiqués dans les affections chroniques atoniques. En général, ce traitement réussit beaucoup mieux chez les personnes d'une constitution lymphatique et anémique que chez celles qui se trouvent dans des conditions opposées. Ainsi les bains balsamiques sont surtout indiqués dans les affections strumeuses en général, les glandes indurées, les ophthalmies et les éruptions scrofuleuses; enfin, dans tous les cas surtout où il s'agit de modifier une constitution torpide par une excitation générale et profonde. Dans ces cas, c'est la peau qui doit être l'organe de transmission de l'agent modificateur, aussi il est nécessaire de surveiller l'excitation cutanée et de la régler suivant les indications inhérentes à chaque maladie; car vouloir borner ce phénomène critique à une simple irritation de la peau, ce n'est pas atteindre le but, de même que pousser l'érythème trop loin, c'est exposer les malades à une réaction dangereuse dans certains cas.

Les bains balsamiques conviennent aussi dans la goutte, lorsque l'élimination du principe morbifique ne s'est pas faite convenablement; dans les raideurs et contractures des membres, surtout dans celles dépendant de lésions traumatiques, dans les fausses ankyloses provenant d'une diathèse scrofuleuse. Dans les paralysies consécutives au rhumatisme et même dans celles provenant d'apoplexie, lorsqu'il n'y a pas de contre-indication.

C'est surtout sous forme d'inhalations dans certaines maladies de l'appareil respiratoire que les balsamiques sont indiqués; nous voulons parler de l'asthme, du catarrhe pulmonaire chronique, et dans certains cas de phthisie chez les individus à constitution torpide et non excitable.

Les bains balsamiques sont aussi très-indiqués dans les catarrhes de la vessie, dans ceux surtout provenant d'anciennes blennorrhagies, dans les otorrhées scrofuleuses; enfin, on en obtient encore de très-bons résultats dans plusieurs maladies de l'appareil génito-urinaire chez l'homme. Chez la femme, les catarrhes utérins sont rapidement modifiés par l'usage d'injections ou de douches d'eau balsamique. Dans quelques cas d'ulcérations légères du col ou de relâchement de l'utérus, ce moyen doit également produire d'excellents résultats.

Les bains et les inhalations balsamiques sont contre-indiqués dans tous les cas où il y a excitation du pouls, dans les inflammations aiguës et congestives des poumons ou d'un autre organe, dans les prédispositions aux hémorrhagies actives.

Le nombre des bains ne peut être fixé à l'avance. L'exacerbation des symptômes habituels ne doit pas faire suspendre leur usage, mais au contraire cette circonstance, dans le plus grand nombre des cas, doit faire espérer une issue favorable. Les bains balsamiques généraux ne se prennent qu'une fois par jour, tandis que les bains locaux peuvent se répéter plusieurs fois dans la journée.

Dose des balsamiques. La dose des balsamiques ne peut être indiquée à l'avance, elle doit être réglée par le médecin chargé du traitement, d'après l'âge, le sexe, le tempérament, les idiosyncrasies de chaque malade, la nature de la maladie et son degré de développement et d'intensité. Cependant voici les règles générales qui sont suivies à Wolfach : Les adultes emploient d'abord de 2 à 3 litres de décoction par bain, et la dose est élevée graduellement jusqu'à 5, 10 et souvent même 15 et 20 litres dans certains cas.

Chez les enfants et les personnes irritables on n'emploie que le tiers de ces doses. La durée des bains est de 15 à 45 minutes, et leur température est de 25 à 30 degrés centigrades.

CHAPITRE VIII.

BAINS DE VAPEURS BALSAMIQUES. — INHALATIONS DE VAPEURS BALSAMIQUES. — DOUCHES DE VAPEURS.

Bains de vapeurs balsamiques. Leur température est ordinairement de 30 à 40 degrés Réaumur. C'est au médecin à régler le temps que le malade doit passer au bain; à peine quelques secondes se sont-elles écoulées que la transpiration devient abondante, la circulation s'accélère, le pouls devient plein, des symptômes d'excitation générale se manifestent ; quelquefois la tête ou la poitrine se congestionnent ; dans ces cas il faut de suite interrompre le bain et administrer au malade une douche ordinaire ou en pluie.

Inhalations de vapeurs balsamiques. Le mode d'administration de ces vapeurs est des plus simples et des moins fatigants ; il consiste à faire passer aux malades un nombre d'heures déterminé par le médecin dans un appartement dont l'atmosphère est chargée de vapeurs balsamiques. La température de l'appartement destiné aux inhalations ne dépasse pas 16 à 17 degrés centigrades.

Douches de vapeurs balsamiques. Outre les inhalations, on administre encore à Wolfach des douches de vapeurs balsamiques générales ou partielles, c'est-à-dire dirigées seulement sur une partie du corps, à l'aide d'appareils aussi simples qu'ingénieux. Les douches de vapeurs balsamiques sont aussi dirigées dans le conduit auditif dans certains cas d'otorrhée ou de surdité dépendant d'un vice scrofuleux.

Quelle que soit la forme sous laquelle le malade a employé les balsamiques, il doit, après leur usage, se coucher pendant quelques instants.

Prix des bains d'eau minérale, des bains balsamiques de sapins et des bains de vapeurs.

1. Un bain d'eau minérale de 12 à 24 kreutzers (40 à 85 cent.).

2. Un bain balsamique contenant jusqu'à 5 pots (4 litres), 36 kreutzers (1 fr. 30 cent.).

3. Un bain de vapeur entier, 48 kreutzers (1 fr. 75 cent.).

4. Un bain de vapeur local, 24 kreutzers (85 c.).

5. Un bain d'inhalations balsamiques, 36 kreutzers (1 fr. 30 cent.).

6. Douche ordinaire, 36 kreutzers (1 fr. 30 cent.).

7. Douche en arrosoir, 24 kreutzers (85 cent.).

NOTA. Nous n'avons pu convertir qu'approximativement les kreutzers en francs.

CHAPITRE IX.

HYGIÈNE. — ACCESSOIRES DES BAINS. — GENRE DE VIE
A WOLFACH.

Chaque malade doit pour son régime se conformer aux prescriptions des médecins des bains, qui seuls sont aptes à juger cette question. Voici cependant quelques règles générales d'hygiène qui seront suivies à Wolfach. Les baigneurs doivent être habillés chaudement, surtout le soir et le matin; les personnes qui viennent à Wolfach pour des affections de poitrine observeront cette règle avec exactitude. La nourriture doit être simple, substantielle et en rapport avec l'âge et la constitution du malade.

On trouve à Wolfach tous les accessoires et tous les auxiliaires des bains minéraux et des bains bal-

samiques ; eaux minérales naturelles de toutes espèces ; lait de chèvres, de vaches et d'ânesses ; petit-
lait de chèvres préparé d'après les mêmes procédés
qu'en Suisse, et dans un local spécial. Le prix de la
choppine est de 4 kreutzers (13 centimes). Les
malades impotents ou paralysés trouvent à leur dis-
position des siéges roulants, comme dans les grands
bains.

Beaucoup de personnes viennent à Wolfach non
pour y prendre des bains balsamiques, mais pour y
respirer l'air des montagnes et se reposer des agi-
tations de la vie ; d'autres, pour y prendre des bains
froids ou des bains de lames (*Wellenbad*) dans la
Kintzig.

Le genre de vie est des plus simples à Wolfach :
c'est un bain d'où le luxe est proscrit ; mais la
beauté des sites environnants dédommage bien le
malade et le touriste du calme qui y règne. Aussi
les malades se ressentent-ils rapidement de ce
repos physique et moral. Ajoutez à cela l'absence
d'étiquette, la cordialité et la prévenance des habitants. N'oublions pas de dire que la toilette est pros-
crite, circonstance qui n'est pas sans valeur pour
les véritables malades.

Il est impossible de voir des sites plus beaux et
plus variés que ceux des environs de Wolfach ; de
quelque côté que le touriste dirige ses pas, il est
sûr de trouver tous les jours de nouvelles beautés
à admirer ; aussi les personnes qui viennent à Wol-

fach pour jouir du calme de la nature et oublier les peines de l'âme, se trouveront rapidement soulagées au milieu de cette nature splendide; car rien n'adoucit les douleurs morales comme la vue grandiose des montagnes. De ces points élevés l'humanité et ses misères paraissent tellement infimes, qu'on est souvent tenté de rire d'avoir pris les hommes au sérieux. Assez de philosophie comme cela, et retombons au milieu des choses matérielles.

Entre six et sept heures on boit l'eau minérale; d'autres prennent leur petit-lait ou le lait de chèvre, suivant leur maladie. A neuf heures, déjeuner et repos pendant une heure; on va ensuite au bain. En attendant leur tour, les malades se promènent sous les arbres qui entourent la maison, ou dans un joli petit pavillon où l'on trouve des livres et des journaux. On dîne entre midi et une heure, ensuite on se promène ou on fait des excursions plus ou moins éloignées. Le gibier n'est pas très-varié dans cette contrée: on n'y trouve guère que lièvres, perdrix, renards et coqs de bruyère; cette dernière chasse amène beaucoup d'amateurs dans cette partie de la Forêt-Noire. La pêche de la truite est très-attrayante, et de nombreux pêcheurs à la ligne des pays environnants viennent souvent passer une saison à Wolfach, non dans un but hygiénique, mais dans le seul but avoué de se livrer à leur passion favorite. Il faut dire que la courtoisie

des habitants contribue beaucoup à attirer les amateurs, ainsi les fermiers de la chasse et de la pêche
se font un plaisir d'inviter les baigneurs qui désirent
se livrer à l'un ou l'autre de ces plaisirs. Le droit
de pêche, dans la Kintzig, appartenait autrefois ex-
clusivement aux garçons qui fréquentaient l'école
de Wolfach. A ce propos, je ne puis résister au désir
de raconter comment ce singulier droit fut octroyé
aux gamins de l'endroit :

On raconte qu'il y a plusieurs siècles, lorsque les
seigneurs de Wolfach régnaient encore sur cette
contrée, les enfants de l'école se rendaient au château seigneurial pour offrir à la châtelaine des fleurs
et leurs compliments à l'occasion de sa fête; dans
cette course ils furent surpris par un orage subit;
les petites filles, craignant pour leurs habits de di-
manche, retournèrent en toute hâte à la ville, tandis
que les garçons continuèrent bravement leur chemin, et lorsqu'ils arrivèrent au château ils étaient
ruisselants d'eau. La châtelaine, touchée d'un pareil
dévouement, leur octroya le singulier droit dont
nous venons de parler, et qu'ils conservèrent jusque
dans ces derniers temps. Ils perdirent en même
temps un autre privilége qui leur avait été accordé
pour le même motif, celui de ne payer que 2 kreutzers
de rétribution scolaire par an.

Sous la direction intelligente de M. Gœringer,
l'établissement de Wolfach a déjà donné les plus
beaux résultats : ainsi, pendant les quatre mois d'été

de 1857 (du 25 mai au 7 octobre), il a été fréquenté par 280 malades.

On a donné 2240 bains ordinaires de décoction de sapin et 240 bains de vapeurs de sapin.

On a employé :

Décoction de sapin	6500 pots badois.
On a expédié de la même décoct.	4413 —
Essence	40 —
Extrait	50 livres.
Huile essentielle	7 —
Pains de savon de sapin . . .	250 —

CHAPITRE IX.

PROMENADES. — EXCURSIONS.

Les environs de la ville offrent de charmantes promenades à travers les jardins et les prairies qui l'environnent. Les excursions les moins éloignées sont :

OBERWOLFACH, village de 1960 habitants, avec la fonderie de la société des mines de la Kintzig. On y arrive par une route ombragée d'arbres fruitiers et qui passe tout près des bains.

Kintzigthal, village de 1209 habitants; une charmante route partant de la partie est du faubourg et côtoyant la partie supérieure de la Kintzig, y conduit dans une heure. Auberge de l'*Ange*; brasserie du *Lion*. Dans une heure et demie on peut aussi aller à Gutach (1903 habitants) ; ce village est agréablement situé au milieu de prairies et de champs bien cultivés. On peut aussi, tout près de Kimbach, visiter les ruines du château de Wolfach ; on y parvient très-facilement à travers un charmant sentier. En 1854 on a trouvé dans les fossés de ce château une source sulfureuse qui n'a pas été exploitée. Une des plus jolies promenades est la chapelle de Saint-Jacques, à laquelle se rattache une légende assez intéressante. Cette église est assez spacieuse et renferme quelques sculptures de prix ; on y remarque aussi beaucoup d'*ex voto*, expression de la reconnaissance des malades qui furent guéris par une source qui se trouvait autrefois dans le voisinage et dont les vertus thérapeutiques étaient très-réputées dans les maladies des yeux. On parle de rechercher cette source qui est obstruée par les éboulements.

Des excursions plus lointaines peuvent se faire à Hausach, Haslach, Biberach, Zell, Hohen-Geroldseck.

La petite ville de Hausach, à une lieue en aval de la Kinizig, est située dans une contrée des plus pittoresques, elle fait partie du bailliage de Haslach. On y remarque les ruines du château de l'ancienne famille de Hausach, dont la lignée s'éteignit au douzième siècle. Ses biens passèrent successivement entre les mains de la maison de Zæhringen, des comtes de Furstenberg, et en 1806 sous la domination de la maison de Bade. On y fabrique des chapeaux de paille. Hôtels du *Cerf* et de la *Couronne.*

Haslach, à une lieue et quart de Hausach, chef-lieu du bailliage. Situation délicieuse; la vallée est déjà plus large et plus animée; les vignobles commencent à partir de ce point. Hôtel de la *Cour de Furstenberg*, où l'on exploite depuis 1842 une source d'eau minérale ferrugineuse. Enfin, on arrive à Gengenbach après avoir traversé une vallée ravissante et de riches et pittoresques villages, entre autres Steinach et Biberach. Dans une vallée latérale de celle de la Kintzig on remarque l'antique ville impériale de Zell, célèbre par sa fabrique de porcelaine et de fayence. Une statue a été élevée à la mémoire de Lenz, le fondateur de cette fabrique, en 1815. Zell possède aussi une papeterie, une fabrique de potasse et d'autres usines. Population, 1237 habitants. Hôtels du *Corbeau* et du *Cerf.* Tout près de cette ville se trouve le Kleebad, et le pèlerinage de la Vierge aux Fers.

C'est à Biberach que commence la route de Lahr (Ludwigstrasse). Le point culminant de cette route se trouve aux pieds de la montagne que couronnent les ruines imposantes du château de Hoh-Geroldseck, qui fut détruit au dix-septième siècle par les Français.

Hornberg et *Tryberg.* C'est à une petite lieue de Wolfach que la vallée de la Gutach s'ouvre dans celle de la Kintzig. Après deux heures de marche dans cette vallée, on arrive à Hornberg (1201 habitants). Situé au pied de la chaîne principale des montagnes de la Forêt-Noire; commerce de bois, fabrique de fayence. Ce village se trouve à l'embranchement de plusieurs routes importantes. Après avoir traversé la magnifique vallée de Niederwasser, à travers des gorges sauvages, on arrive à Tryberg. Cette petite ville est située dans un des sites les plus pittoresques de la Forêt-Noire (2100 pieds au-dessus du niveau de la mer), dans une vallée étroite et resserrée entre deux montagnes élevées; à l'extrémité de la seule rue qui existe, on aperçoit une magnifique cascade qui se précipite en bouillonnant d'une hauteur de 542 pieds badois et descend avec fracas sur d'énormes rochers surmontés de magnifiques sapins, et formant sept étages; avec les cascades d'Allerheiligen, celle de Tryberg est bien certainement la plus curieuse de la Forêt-Noire. Cette excursion est très-facile, car la route qui y conduit est très-bonne et très-bien entretenue. C'est à Tryberg que se trouvent les principales fabriques d'horloges de la Forêt-Noire. Il existe aussi dans cette ville un petit établissement de bains alimentés par une source ferrugineuse. Cette charmante petite ville a été reconstruite tout à neuf à la suite d'un incendie qui l'avait presque complétement détruite en 1826.

Depuis Wolfach on va souvent visiter les bains de la Rench. On traverse la vallée pittoresque de Schappach pour arriver à Rippoldsau. Les paysages de cette partie de la Forêt-Noire ont un cachet particulier, et rien de plus pittoresque que ces maisons bâties dans le style du pays, échelonnées sur les versants des montagnes, ou groupées dans le fond des vallées. Il n'y a que quatre lieues de Wolfach à Rippoldsau, aux pieds du Kniebis, une des plus hautes montagnes de la Forêt-Noire, qui sépare le grand-duché de Bade du Wurtemberg. On la traverse par une route magnifique et on arrive sur un plateau très-étendu d'où la vue embrasse un vaste horizon ; on descend ensuite par le versant oriental et on arrive aux bains de Griesbach, Petersthal, Freyersbach et Antogast. On peut de là rejoindre le chemin de fer badois, en descendant la vallée de la Rench par Oppenau, Oberkirch et Appenweyer. Mais le plus court pour arriver à Wolfach, c'est de prendre le chemin de fer badois jusqu'à Offenbourg ; là on trouve la poste et l'omnibus de la Kintzig qui vous conduisent en trois ou quatre heures à destination. Les personnes venant de France prendront le chemin de fer de Paris à Strasbourg, et de là le chemin de fer badois à Kehl. Trajet de Kehl à Offenbourg en vingt-cinq minutes. Trajet de Paris à Wolfach en seize heures.

L'ouverture du bain de Wolfach a lieu du 1er au 15 mai.

OBSERVATIONS.

Bien que le plus souvent les observations ne prouvent pas grand'chose, nous ne pouvons nous empêcher d'en publier quelques-unes dont nous avons été témoin, et d'autres qui nous ont été communiquées par des personnes dignes de foi ; nous les donnons textuellement, telles qu'elles nous ont été envoyées.

1. S. W. de H., vingt-trois ans, soldat en congé, souffrant depuis deux ans d'un rhumatisme articulaire général (suite de refroidissement), ambulation difficile et très-douloureuse. Après seize bains balsamiques (de 3 à 6 pots de décoction) et trois bains de vapeurs il a été complétement guéri.

2. M. H., soixante-quatre ans, employé des finances, douleurs rhumatismales assez intenses depuis douze ans, à la suite des fatigues de la guerre ; ulcère à la jambe. Ce malade a été guéri par vingt-six bains balsamiques généraux.

3. M. le président Br. de Strasb., soixante-cinq ans. Ce malade, à la suite d'une fracture grave du fémur, ne pouvait se lever de sa chaise qu'avec des béquilles et l'aide d'une garde-malade ; après vingt-deux bains balsamiques, M. Br. marcha sans béquilles et quitta l'établissement complétement guéri.

4. Mme de O., soixante-quatre ans. Rhumatisme goutteux du pied droit depuis deux ans. Marche

difficile et douloureuse et avec l'aide d'une béquille et d'une canne. Soulagement notable après avoir pris vingt-quatre bains balsamiques, trois bains de vapeurs balsamiques généraux et trois bains de vapeurs dirigés sur le pied. Cette dame n'a plus besoin que de sa canne.

5. M. B., maître de poste à T., soixante-douze ans. Ce malade, à la suite d'un rhumatisme articulaire, éprouva de vives douleurs dans les talons, la plante des pieds et les gros orteils, marche difficile. Quinze bains de décoction de sapin, cinq bains de vapeurs sur les pieds, lotions avec l'essence suffisent pour rendre la marche facile et permettre au malade de quitter l'établissement dans un état très-satisfaisant.

FIN.